Devivier

CHOLÉRA-MORBUS

OBSERVÉ

A COMPIÈGNE.

CHOLÉRA-MORBUS

OBSERVÉ

A COMPIÈGNE,

ET SPÉCIALEMENT

A L'HOTEL-DIEU DE CETTE VILLE;

COMPTE-RENDU

PAR MM. DEVIVIER ET VILLETTE,

DOCTEURS-MÉDECINS.

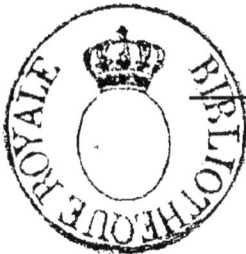

COMPIÈGNE,

IMPRIMERIE DE JULES ESCUYER.

1832.

CHOLÉRA-MORBUS

OBSERVÉ A COMPIÈGNE,

ET SPÉCIALEMENT A L'HÔTEL-DIEU DE CETTE VILLE;

COMPTE RENDU

Par MM. Devivier et Villette, Docteurs-Médecins.

———

8 Juin 1832.

Le Choléra était depuis dix jours concentré dans l'enceinte de Paris, sans pouvoir franchir ses barrières; à peine parlait-on de quelques cas mal constatés dans la banlieue; lorsque tout-à-coup, le 7 avril, comme pour déjouer nos calculs et se rire de notre sécurité, il frappe, à 20 lieues de distance, Compiègne, la ville la plus salubre de France peut-être, où l'air est d'une pureté remarquable. En pente sur une colline, sa position géographique est favorable à l'écoulement des eaux, qui nulle part ne séjournent ou croupissent; les pluies lavent et nétoyent les rues avant de gagner la rivière de l'Oise, qui coule en dehors de la ville, du nord-est au sud-ouest. Depuis 15 jours le temps était sec et sans nuages, un vent du nord énergique soufflait constamment, la colonne d'air se déplaçait sans cesse et avec rapidité, et courait sur Paris, foyer d'infection. Quel élément a donc pu servir de véhicule aux émanations cho-

1

lériques ? Ce n'est pas l'air; est-ce l'eau ? Un marinier
étranger à la ville, venait de remonter la rivière, arrivait
de Pont-Sainte-Maxence; mais le choléra chez cet homme
ne s'est déclaré que le 8.

Les communications par terre avec la capitale étaient
ralenties, peu de personnes allaient à Paris, un plus grand
nombre, il est vrai, en revenaient, fuyant le danger, qu'elles
n'avaient pas vu de près; aucune n'avait touché le choléra,
aucune n'en fut atteinte ici.

Le choléra a réellement sauté de Paris à Compiègne,
comme il avait bondi de Sunderland à Londres, et de Londres à Paris, épargnant tous les lieux intermédiaires à ces
grandes distances, et voilant toujours sa marche, sans qu'on
puisse deviner la voie de transmission dont il se sert.

Ici comme ailleurs, il tombe inopinément dans le quartier le plus pauvre, le vieux quartier, le plus bas, non loin
de la rivière, dans la maison la plus dégoutante, et sur
les femmes les plus ivrognesses de la ville. Trois femmes
dont les habitudes commerciales sont toutes locales, n'ayant
aucune relation avec la capitale, sont emportées avec la
rapidité de l'éclair, le même jour, elles sont foudroyées.
Un 4.º cas se déclare sur un autre point, et l'homme meurt:
le lendemain 8, dix nouveaux cas sont signalés, et la mortalité va croissant avec l'épidémie jusqu'au 15.

Le choléra s'est toujours établi dans les rues abîmées
de paupérisme. Il décime la rue du Donjon, se jette dans
la rue aux Chevaux, parcourt la rue des Jacobins, il reprend la rue du Vieux-Pont, suit le quai de Harlay (rive
gauche de la rivière), il attaque le bas de la rue d'Ardoise,
et revient sur ses pas; il abandonne le centre de la ville,

s'échappe au loin vers les faubourgs, il gagne les hauteurs
occupées par la misère, et ne rentre dans l'intérieur de la
ville que pour passer le pont, et balayer tout le quai
opposé du Petit-Marigny (rive droite). Il infecte le Grand
Margny, et se répand de là dans les campagnes voisines,
suivant assez habituellement la rivière, frappant d'abord
La Croix, qui est au-dessous, puis Choisy qui est au-
dessus de Compiègne, deux communes les plus pauvres
de l'arrondissement; allant, venant ensuite à travers les
terres, sans qu'on puisse rien comprendre à ses marches
et contre-marches, cernant une localité, assiégeant les
portes d'une ville, et n'entrant définitivement à Noyon
qu'au bout de cinq semaines.

Ici, le plateau supérieur de la colline, habité par la
bourgeoisie et le commerce, a été constamment oublié
par l'épidémie.

Nous verrons plus loin qu'en sévissant successivement
sur des rues entières, le choléra n'a pas frappé tout-à-fait
en aveugle; qu'il a su choisir ses victimes parmi les personnes les plus faibles, les plus délicates, les plus mala-
dives, les plus désordonnées dans leur conduite, les plus
malpropres sur elles et dans leurs habitations, parmi celles
qui avaient le plus souffert de la rigueur des temps : que
dans ces rues il s'est attaché à certaines maisons désignées
à l'avance, telles que le Beauregard, cloaque d'égoûts,
où des malheureux étaient entassés les uns sur les autres;
où sur neuf adultes huit ont offert le choléra dans ce qu'il
a de plus effrayant, cinq ont succombé. Nous pourrions
multiplier ces citations, tout le monde sait que plusieurs
ménages entiers ont été emportés, et qu'il est fort peu de

maisons où mari et femme n'aient été l'un après l'autre, et souvent à la fois, atteints.

Ces aperçus statistiques font regretter vivement une institution qui manque à la plupart de nos villes de province, c'est une commission permanente de salubrité publique, qui puisse toujours éclairer les municipalités sur les foyers pestilentiels qu'elles renferment dans leur sein. Il faut de toute nécessité surveiller la demeure du pauvre, il faut l'obliger à la propreté, en attendant que d'autres l'instruisent; avant tout et dans l'intérêt de tous, nous devons améliorer sa position physique, pour le mettre à l'abri des épidémies.

Mais cessons ces considérations toutes hygiéniques, pour déterminer qu'elle a été la conduite de la Médecine à Compiègne, au moment de l'invasion du Choléra, et cherchons qu'elle a pu être son influence sur l'intensité, la marche et la durée de ce fléau.

Les trois premiers jours, nous n'avons vu et reçu que de grands *Choléra*, bien tranchés, bien caractérisés, tous bleus, tous voisins de la mort; nous ne fûmes réellement appelés que pour compter des cadavres : l'effroi était général, les médecins s'inquiétèrent vivement de la santé publique, et découvrirent bien vîte que le peuple tout entier avait le dévoiement depuis 8 jours, sans qu'ils en fussent prévenus le moins du monde. A la hâte, et avec un zèle et un dévouement qui a été partagé par tous, nous travaillâmes, par des moyens divers, il est vrai, à supprimer toutes les diarrhées; 4 ou 500 saignées furent faites dans l'espace de quelques jours.

Un plus grand nombre eussent dû être faites, nous ne

pouvions y suffire. Toutes fois cette mesure énergique et presque générale porta de rudes coups au Choléra, qui, à partir du 15 Avril, fut toujours en diminuant, jusqu'au 23 Mai, dernier jour de l'épidémie. Un peu moins de paresse et d'indifférence de la part du peuple à nous prévenir à temps, et le Choléra, toujours pris à propos, eût été éteint de bonne heure dans notre ville. Nos 500 saignées l'ont assassiné, mille l'eussent tué.

C'est une vérité incontestable qui ressort du tableau que nous publions plus bas. Dans les 8 premiers jours, nous avons de suite perdu les 2|3 de la totalité de nos morts pendant l'épidémie, qui a duré en tout 43 jours. A partir du 15, la puissance de la médecine est empreinte sur la marche du Choléra : ailleurs le Choléra a grandi dans un période de temps à-peu-près égal à celui qu'il a mis à décroître ; ici, l'inégalité des deux fractions de temps saute aux yeux. Nous avons manifestement restreint le nombre des cholériques, mais nullement abrégé la durée du choléra, qui, malgré toute notre activité et notre lutte continuelle, n'en a pas moins, ici comme ailleurs, persisté pendant six semaines.

Tout ce que nous avons pu apporter de modification dans l'organisation individuelle, nous l'avons fait, avec quelque succès selon toute apparence. Pouvions-nous changer l'atmosphère cholérique ; nous en étions enveloppés, il a fallu la respirer jusqu'à ce qu'elle passât et consentît à se retirer, en laissant derrière elle 102 morts pour notre ville, qui compte environ 9000 âmes, c'est 1 sur 90 (dans les 102 morts sont compris 4 ou 5 étrangers venus des environs).

L'épidémie avait éclaté avec une telle intensité, que l'avenir n'avait rien de rassurant : le danger était pressant; aujourd'hui que nous connaissons nos pertes, pleurons-les, mais consolons-nous un peu, en réfléchissant jusqu'où elles pouvaient aller. Certes il était des cholériques et des morts marqués et arrêtés dans cette prodigieuse quantité de dévoiemens que l'on est parvenu à supprimer.

Dans nos campagnes, où les secours arrivaient toujours plus tard et incomplets, la mortalité est effrayante. Plusieurs villages comptent un mort sur 14, 12 et même 10 habitans. Là, le Choléra abandonné à lui-même, exerçant sa fureur meurtrière à loisir, sans opposition ou à-peu-près, se mettant au large, n'a jamais duré plus de trois semaines.

Aujourd'hui, dans plusieurs campagnes voisines, envahies tout récemment, et nous citerons la commune de Pierrefonds, le Choléra s'annonce avec bénignité. Nous reviendrons sur ce fléau protée, qui revêt des formes diverses selon les localités; ce sont même ces spécialités qui nous engagent, M. DEVIVIER et moi, à écrire ce que l'épidémie a présenté de particulier à Compiègne. Qu'il nous soit donc permis d'entrer dans quelques détails sur la marche de notre Choléra, et sur le traitement que nous lui avons opposé. Voici nos observations :

Au début, long-temps à l'avance, les gens du peuple menacés du choléra avaient des éblouissemens, des étourdissemens, qui un jour étaient précédés d'un léger refroidissement, puis d'une chaleur excessive à la face, d'un trouble dans la circulation, tel qu'on pouvait croire à une fièvre inflammatoire. La saignée du bras faisait tomber

incontinent cette exaspération, quelques boissons rafraî-
chissantes étaient prescrites, et prises en petite quantité à
la fois : le lendemain, ou plutôt le sur-lendemain, ces
hommes étaient rendus à leurs travaux; puis ils retom-
baient repris de froid, puis de chaud, après quelques jours
de bien-être. Il se déclarait un accès de fièvre intermittente
avec sueurs inopinées. Cet accès s'éteignait pour se répéter
à peine une ou deux fois, il cédait vite au sulfate de quinine.

Si, obéissant à de sots préjugés, ces individus se refu-
saient à la saignée, quelques-uns se débarrassaient par
des sueurs excessives et prolongées, et avaient toujours à
lutter contre une convalescence pénible. La peau chez
quelques autres se couvrait de petits boutons pareils à
ceux de la scarlatine; on parla de suette; plusieurs scarlatines réelles furent vues, et qui pis est, confondues à leur
début avec le choléra : il nous fut adressé de ces *Choléra*
à notre hôpital, que nous reconnûmes pour des scarlatines,
qui guérirent vite et fort bien. Cette méprise a été également commise à Paris, nous en avons rencontré dans les
salles cholériques de l'Hôtel-Dieu, pendant la courte visite
qu'il nous fut accordé de lui faire, les 4 et 5 Avril. Nous
ignorons encore ce qu'il peut y avoir de commun dès l'origine, entre le choléra et la scarlatine, après les envies de
vomir ou les vomissemens. Quant à la *Suette* ainsi accollée
au Choléra, elle diffère totalement de la suette connue de
tout temps, et traitée comme affection aiguë et continue;
ici la suette est intermittente, et n'est que le dernier terme
d'une fièvre d'accès dont les deux premiers périodes ont
manqué, ou à-peu-près; la chaleur seule se fait sentir, et
de suite le malade entre en sueur; sueur fraîche, visqueuse,
mal réglée, se suspendant un instant et pas toujours aux

mêmes heues, pour reparaître et durer, et céder définitivement au sulfate de quinine, beaucoup mieux qu'à la
saignée, qui souvent même la prolonge; l'éruption a
disparu dès le second jour, et la sueur persiste.

Ces étourdissemens se sont adressés à tous les âges, à
toutes les professions, mais spécialement aux ouvriers, aux
gens de peine; nous avons vu quelques enfans, et de fort
jeunes, avoir le véritable *tourni* des moutons, et tomber.
Pour le plus grand nombre, c'est la terre qui vacille,
tourne et manque sous leurs pas; pour quelques-uns, et
c'est le plus rare, le sol est immobile, ils sentent leurs
membres fléchir, puis ils perdent l'équilibre; moins heureux que les premiers, ils prennent le dévoiement, qui
commence par être stercoral, et arrive vite à être cholérique (de l'eau de riz gommée). Le médecin n'a plus de
temps à perdre, il est temps de se rendre promptement
maître de ces accidens, par des saignées ou des sangsues,
et toujours par des lavemens narcotiques ou astringens,
sans quoi le choléra surprend et frappe.

Il est essentiel de faire des saignées modérées; ne vous
en fiez pas entièrement à la résistance impassible de l'ar-
tère; pour peu que vous dépassiez la mesure, le pouls
tombe, la chaleur disparaît, et le choléra arrive. Soulagez
la circulation, désengouez les capillaires, mais ne cher-
chez pas à éteindre une inflammation plus ou moins ima-
ginaire; et si, obstinément attaché à votre système, vous
donnez des lavemens d'amidon ou d'eau de son, le dévoiement devient de plus en plus aqueux, et vous mar-
chez inévitablement vers le Choléra. De nombreux faits
recueillis dans la pratique de nos confrères, nous ont

prouvé ici tout le danger de cette médication purement
antiphlogistique.

A Compiègne, très-rarement nous avons vu le dévoiement être le symptôme primitif : presque constamment il a
été précédé par les éblouissemens et les étourdissemens, et
très-souvent par des gargouillemens. Quand la scène s'ou-
vrait par le dévoiement, il y avait peu ou point de symptômes inflammatoires; ceux-ci ont bien rarement manqué
toutes les fois qu'il y avait étourdissemens. Nous les avons
toujours jugés comme accessoires au Choléra.

Le vomissement s'est rarement montré le premier, jamais dans les premiers jours de l'épidémie, jamais dans
la partie basse de la ville. Sur la fin du Choléra, nous
avons observé sur la hauteur de la ville, dans la classe
aisée, se nourrissant bien, quelques vomissemens bilieux,
accompagnés de crampes, d'anxiétés diaphragmatiques,
qui tous ont cédé à des applications épigastriques de
sangsues, de la limonade glacée, de la glace même en
topique, et toujours nous avons prévenu l'explosion du
choléra. Les vomissemens ont bien plus souvent terminé
la série des symptômes dont l'ensemble caractérise le
Choléra, et alors ils offraient une toute autre gravité.

Nos cholériques ici se plaignaient, comme partout
ailleurs, de crampes, mais il faut croire qu'elles étaient
moins vives, et qu'ils en avaient moins conscience : 4 ou
5 au plus ont jetté le cri de la crampe tel que nous l'avons
entendu à Paris; cri déchirant, cri particulier, qui terro-
rifiait tous nos convalescens, en leur rappelant et faisant
comme sentir des douleurs qu'ils n'avaient que trop
éprouvées.

Nous avons souvent cherché à saisir la crampe au moment où les malades criaient le plus fort : que les doigts des pieds ou des mains fussent fléchis ou non, que les crampes eussent lieu dans les mollets ou ailleurs, jamais nous n'avons pu constater la contracture musculaire, toujours les muscles étaient lâches et mous, souvent même les malades attestaient leurs crampes dans le jarret, sous le genou, croyaient que leurs membres *se retiraient*, et il n'en était rien : sensation, douleur réelle, mais crampe illusoire, qui n'a rien d'analogue, du moins quant au siège, avec les crampes ordinaires que tout le monde connaît, phénomène nerveux qui se passe toujours dans les muscles, les contracte et les durcit d'une manière visible à l'œil et appréciable à la main.

Quand le Choléra était faible, les crampes se bornaient à la rétraction des orteils du pied, et le malade croyait que la surface plantaire se resserrait en forme de voûte, suivant le diamètre transversal du pied. Dans le Choléra caractérisé, les crampes avaient lieu dans les mollets et le jarret ; dans le Choléra énergique, les membres supérieurs et inférieurs étaient tous crampés.

Nous nous sommes constamment bien trouvés des frictions irritantes du liniment de M. Petit, pour appaiser les crampes, qui, le plus souvent, s'éteignaient après la saignée, quand on avait pu saigner, et toujours disparaissaient sitôt que la chaleur revenait.

Le gargouillement du ventre nous a paru un phénomène bien important dans le Choléra, et jusqu'à ce jour mal apprécié. Il faut étudier sérieusement ce dégagement de gaz intestinaux, qui font un tapage sans fin dans l'ab-

domen de tous ceux qui vivent dans une atmosphère cholérique, et en subissent l'influence : et ce ventre applati,
et ces parois abdominales, collées sur la colonne vertébrale,
abandonnant les fausses côtes qui forment au-dessus une
voûte élevée, pour rentrer en dedans; et ce toucher qui
s'exerce si facilement sur des parois tellement amaigries,
qu'elles paraissent avoir à peine l'épaisseur d'une feuille de
papier; et ces gaz qui se déplacent sous vos doigts avec une
docilité si merveilleuse, que vous croyez les tenir sous la
peau; vous vous figurez réellement palper le ventre d'un
hypocondriaque, il y a illusion complette. Souvent vous ne
rencontrez aucune sensibilité, aucune douleur, quelque
fois aussi vous en obtenez par la pression, à-peu-près
vis-à-vis l'estomac, région occupée aussi par le plexus solaire; jamais nous n'avons pu localiser ces douleurs avec
cette précision mathématique qu'a mise M. Serres à faire
voyager ces cryptes granuleux, engorgés tantôt sur un
point tantôt sur un autre, du canal intestinal.

Il nous est arrivé plusieurs fois de rencontrer, sur des
individus demi-cholériques, pas encore tombés dans le
froid, conservant même leur chaleur naturelle, ou à-peu-
près, le pouls fort, mais battant avec une lenteur inaccou-
tumée, donnant 3o et même 25 pulsations à la minute.

Jusque-là nous avons constamment suivi la méthode
antiphlogistique mitigée, tant que le pouls était élevé,
sensible, qu'il y avait de la chaleur. Puis vient une autre
série de symptômes plus graves; c'est le ralentissement
de la circulation, l'affaiblissement progressif du pouls et
de la chaleur, la couleur ardoisée, cyanosée de la peau
sur différents points, et toujours sa teinte terne, jaunâtre,

poudreuse, telle qu'on la voit dans les fièvres intermittentes, l'extinction de la voix qui se réduit à un souffle,
à une expiration; la suspension de la sécrétion urinaire,
puis cette pluie continuelle de sérosités intestinales, etc.

C'est alors, plus que jamais, que le ventre est affaissé,
que les tégumens sont froids, qu'on distingue mal les
douleurs abdominales, que toutes les sympathies avec la
muqueuse intestinale sont éteintes, que la langue est glacée, blanche, étendue, humide, et il y a soif.

Dans ce période de la maladie, nous avons fait peu
d'observations qui n'aient été signalées ailleurs et par
d'autres. Nous dirons seulement que sitôt que la chaleur
faiblissait, nous aromatisions nos boissons avec la menthe,
la mélisse, les animions avec la camomille, avec le vin;
et qu'il nous est arrivé plusieurs fois de saigner encore et
avec succès, alors que le cholérique était bleu, mais récemment, bien que le pouls fût perdu; mais il restait encore de la vie, de la physionomie dans les yeux. Deux
fois nous avons osé ouvrir la veine un peu plus tard,
le bleu de la figure s'est bien effacé au fur et à mesure que
le sang sortait, mais le froid a persisté; les crampes seules
ont cédé, mais la réaction n'a pu s'établir, et ces deux
individus sont morts sans avoir été réchauffés.

Contre cette suspension de la vie agonisant dans le
froid le plus glacial, nous avons constamment prescrit
des potions excitantes et astringentes, diffusibles et narcotiques, pendant que nous appliquions à l'extérieur tous
les moyens possibles de prêter de la chaleur à la peau.
Nous avons essayé la glace à l'intérieur, elle séchait la
bouche et rougissait la langue, l'eau froide et pure nous

a rendu des services plus réels , et nous a souvent aidés à gagner la réaction.

Beaucoup de nos malades , qui toujours nous étaient apportés trop tard , sont morts dans la période de cyanose ; plusieurs sont demeurés froids sans jamais être bleus , et n'en ont pas moins succombé cyanosés ou algides ; toutes les fois que 24 ou 30 heures se passaient sans que la nature eût fait quelques efforts vers la réaction , ils étaient perdus. Le Choléra cyanosé dépassait rarement un jour ; le choléra algide durait quelquefois trois jours. Une femme est restée sans pouls et froide comme un marbre pendant quatre jours pleins ; elle nous a même offert un fait bien bien remarquable, c'était une cécité complète ; l'œil était tellement rapetissé , la cornée transparente flétrie , par la résorbtion des humeurs , que la vision est devenue impossible ; elle nous comprenait , nous répondait , et nous disait ne plus nous distinguer.

Toutes les évacuations se supprimaient , les vomissemens et les selles , sans que les urines reparussent ; les cholériques mouraient, n'importe ce que l'on fît pour rappeler ces sécrétions. Nous avons vu périr un malheureux qui , depuis nombre d'années portait une énorme dartre squammeuse qui suintait sur la surface des deux jambes. Elle s'était séchée , en vain nous cherchâmes à faire reparaître cette humidité séreuse.

D'un autre côté , ces malheureux se couvraient souvent de sueurs froides et visqueuses , que nous avons presque toujours vues tourner à mal : la mort alors , était à-peu-près certaine. Ultérieurement, nous nous expliquerons sur ce genre de crises, que, loin de favoriser, nous nous sommes toujours étudiés à réprimer autant que possible.

C'est à ce moment que les malades exhalent une odeur de suif, de gras aigre, rance, et qu'il sort de leur poitrine une respiration prolongée, froide et glaciale. Plusieurs personnes, et nommément les médecins atteints du Choléra, ont cru qu'à cet instant même la contagion était probable, et qu'ils ne s'étaient sentis frappés que dans l'agonie des cholériques auxquels ils donnaient des soins. Nous qui avons écouté la respiration, appliqué notre oreille sur le cœur, senti, reçu ce souffle exhalant, respiré cette odeur *sui generis*, et qui n'avons point gagné le Choléra, nous avons encore de la peine à croire à ce mode de transmission, bien que possible. Nous reviendrons sur cette question de contagion.

Passons à l'examen de la période de réaction; nous ne disons rien du sang, de son aspect, de sa consistance, de sa coloration; tout ce que nous avons observé a déjà été vu et dit ailleurs. Une seule fois nous l'avons obtenu couenneux.

Quand le froid glacial ou la cyanose sont encore récens, la réaction s'obtient assez vite : si ce sont des vieillards, on court grand danger et risque de ne pas y arriver, surtout quand le Choléra surgit inopinément, sans avoir été précédé ou à peine de dévoiement; cas toujours fort rares. Ceux qui portent des maladies organiques antérieures meurent tous, un peu plus tôt, ou un peu plus tard. Les jeunes gens se réchauffent plus facilement, ainsi que ceux qui rendent des vers lombrics.

Les vomissemens cessent, puis les crampes, puis la diarrhée. Un peu plus tard il y a souvent obligation de

contrarier une constipation trop prolongée, résultat presque inévitable des astringens, qui, tout-à-l'heure, étaient
indispensables. Toujours nous l'avons fait avec précaution,
et néanmoins des lavemens simples à cette époque ont
souvent rappelé le dévoiement cholérique blanc ou bilieux,
les vomissemens grummelés, etc.; toujours aussi nous
avons su maîtriser le retour de ces accidens.

Les vomissemens cessent donc; le pouls se laisse deviner, il grandit; la peau est fraîche, elle se réchauffe;
les urines coulent, parfois l'émission en est involontaire,
parfois la vessie se distend outre mesure, et développe de
la douleur hypogastrique. Tout le bruit des intestins se
tait; ceux-ci deviennent quelquefois médiocrement sen-
sibles sur différens points, le ventre se relève, au bleu
des mains et de la figure succède un rouge clair et froid
comme quand on a l'onglée, enfin une réaction douce
et modérée s'établit, et dure 24, 36, 48 heures. Vous
croyez à une guérison certaine, souvent elle l'est effective-
ment : le cholérique a pâli et repris son teint naturel, souvent même il est éclairci; et cette guérison est à peine
traversée par un ou plusieurs légers accès de fièvre périodique, qui tous les jours font monter le rouge à la figure,
et toujours d'un seul côté, la joue gauche, bien que souvent le malade soit couché sur le côté opposé.

Souvent aussi, et spécialement quand le froid a été
glacial, cette réaction, un moment stationnaire, marche
tout-à-coup à vue d'œil, elle monte, elle atteint la figure
entière, et ménage encore l'encéphale. Les deux joues
rougissent, s'échauffent, se rembrunissent, les pommettes, le front, tout est teint de sang, il n'y a d'oublié

que le pourtour des yeux, les aîles du nez, et les traits qui en descendent vers la commissure des angles de la bouche; bientôt la couleur rouge devient violacée, et perd de sa chaleur, c'est du cramoisi, qui ne s'efface même pas sous la pression du doigt. La tête est encore libre, l'opium, dont on a cessé depuis long-tems l'usage, ne peut être accusé de ce qui va arriver : les yeux sont injectés et chassieux, ils se ferment volontiers, l'assoupissement commence; il n'y a encore aucun mal de tête, la présence d'esprit se perd beaucoup plus tard, les vomissemens reprennent; et sont suivis du hoquet le plus fatiguant. Le malade est alors d'une sensibilité, d'une irritabilité excessive, on ne peut le toucher sans faire vibrer tous ses membres; faites des saignées, multipliez-les, appliquez des sangsues à la base du crâne, le malade ne pâlit pas, il délire quelquefois avec fureur, le plus souvent il est plongé dans la torpeur la plus profonde; la langue, de rouge et fendillée qu'elle était, devient noire; les dents sont desséchées, encroûtées de saburrhes et mucosités fuligineuses, le ventre se météorise et devient tellement sensible, que vous croiriez à une péritonite; le malade laisse aller sous lui, toutes ses déjections sont involontaires, les vésicatoires ne prennent pas, tous les révulsifs vous manquent, vous ne pouvez plus rien obtenir d'une nature expirante, le pouls s'affaiblit, le malade se refroidit, il meurt, tantôt sous la forme ataxique, tantôt sous la forme adynamique.

Lorsque les intestins contiennent des vers, la réaction a généralement moins de violence, elle se fait avec plus de lenteur, d'incertitude, mais enfin les malades guérissent, après avoir rendu ces entozoaires par des vomissemens toujours plus opiniâtres. Le dévoiement n'existe plus depuis long-temps, ce qui est l'inverse des autres cas. Quand cette réaction doit mal finir, le cerveau se prend aussi différemment, le malade est jetté d'une toute autre manière sur son lit, il est couché sur le côté, les jambes fléchies, et ne demeure pas collé sur le dos, immobile; il exécute des mouvemens, se sert de ses membres, se lève, s'agite, et meurt. En ville, nous avons vu une jeune femme tomber dans l'adynamie, se couvrir de pustules rougeâtres, de plaques scorbutiques, qui, partant de l'anus et de la bouche, s'étaient répandues de-là sur la totalité du corps.

Toutes les fois que la réaction a menacé de devenir sérieuse, le hoquet avait lieu avec une anxiété, un serrement diaphragmatique inexprimable, et dont il a déja été question. Une seule fois nous avons vu le hoquet dans le période algide, tandis qu'il est fort habituel dans le période de chaleur, et toujours nous avons eu beaucoup de peine à le calmer. Des vésicatoires sur la région épigastrique saupoudrés d'acétate de morphine, des potions spiritueuses, le sirop diacode, l'éther acétique, rien ne nous a réussi; la glace seule en topique nous a bien fait; sitôt qu'on avait le malheur de retirer le réfrigérant, à l'instant le hoquet et les vomissemens reparaissaient; l'eau de Seltz pure, coupée avec de l'eau simple, abîmait, brûlait l'estomac, nous y avons renoncé.

En général les vésicatoires, même ammoniacaux, prennent difficilement dans le choléra, et quand ils enlèvent l'épiderme, ils deviennent blancs et se refusent à suppurer, à peine parvient-on à les rougir avec le quinquina en poudre. Vésicatoires, synapismes, révulsifs cutanés

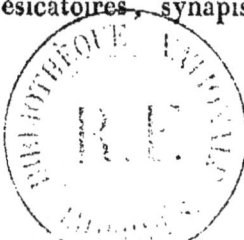

2

quels qu'ils soient, nous les avons prodigués dans tous les périodes, à des titres divers et sous toutes les formes, et, nous le déclarons franchement, rarement nous avons eu à nous en louer. Après cela, que penser des cautères, des dartres, des exutoires, plaies ou autres, recommandés comme préservatifs du Choléra.

Dans les 8 premiers jours, nous avons perdu tous ceux de nos hommes qui étaient arrivés à la réaction, et cela faute de pouvoir chasser cette imprégnation de sang qui gorgeait les capillaires de la face à demi-froide. Nous reconnûmes vite l'insuffisance de nos saignées, qui ayant beau être répétées, n'effaçaient nullement le cramoisi persistant de la peau. Deux autopsies faites avec soin, appartenant à deux sujets morts le même jour, exactement dans les mêmes conditions, tous les deux emportés par cette réaction cérébrale vineuse, se copiant l'un l'autre jusques dans un écoulement purulent par les oreilles, nous instruisirent grandement par leur diversité dans les résultats cadavériques : chez l'un toutes les veines du cerveau et du système veineux abdominal, étaient gorgées de sang noir, épais, et le cerveau ramolli ; chez l'autre, à peine un léger suintement sanguin en coupant la substance cérébrale par tranches ; le cerveau assez ferme, et les intestins comme l'estomac étaient blancs, tandis que chez le premier, de la bouche à l'anus, le rouge et le violet se disputaient à colorer, mélangés ensemble, la trame intestinale dans toute sa longueur.

Il nous fallut nécessairement changer de méthode ; la fois suivante, le musc et le camphre furent prescrits conjointement avec la glace sur la tête : nous voulûmes atta-

quer le système nerveux. Le musc agita la circulation, et
fit vibrer les battemens du cœur, devenu sautillant et sac-
cadé ; il ne parût pas remplir nos intentions, et définitivement nous le mîmes de côté. Il n'en fut pas de même de la
glace sur la tête, qui, souvent et en même temps, était
appliquée sur l'estomac, pour étouffer le hoquet ou arrêter
le vomissement. La glace eut des effets merveilleux, elle
donna de la tonicité aux petits vaisseaux, elle chassa et le
sang qui voulût aborder et celui qui était déjà en stagna-
tion ; enfin, elle conduisit à bien une réaction qui avait
toujours été plus forte que les saignées. Mesurer avec pru-
dence les saignées, devient dans ce période un fait-pratique
pour nous, et par la suite, si elles furent encore ordonnées,
elles furent légères ; dans la vue seulement de soulager la
circulation, et non plus de détruire une inflammation des
membranes du cerveau qui n'existait pas.

Nos malades aimaient avoir du froid sur la tête, et s'en
trouvaient bien, l'application en était continue, et durait
24, 36, 48 heures sans interruption, seulement nous
avions soin de graduer l'intensité du froid, nous commen-
cions par l'eau très-froide, et finissions par la glace. On
cessait sitôt que le malade se plaignait de froid et recher-
chait la chaleur en mettant ses bras dans son lit, ce qui
arrivait quelquefois avant que le visage eût pâli, et que la
peau du corps se fût réellement refroidie. Mais l'impulsion
était donnée à la circulation capillaire, et plus tard la dé-
coloration s'opérait seule et complètement. Nous avons re-
marqué que toutes les fois que nous avons employé la glace
seule, la réaction a toujours mis plus de temps à s'éteindre,
et souffert plus d'inégalités.

Une fois cette grande difficulté vaincue, chacun eût déclaré le malade guéri, si l'expérience ne nous eût appris
qu'un autre ordre de phénomènes allait encore se dessiner.
C'est le lendemain, quelquefois le surlendemain, qu'un
accès de fièvre régulière se développe et se répète chaque
jour, en avançant chaque fois d'une ou deux heures, s'il
résiste à la médication appropriée. Et, chose bizarre, au
moment où la chaleur arrive, elle peint soigneusement
en rouge toutes les parties de la face qui, primitivement,
avaient été cyanosées, que plus tard la réaction avait épar-
gnées, et laisse au reste de la figure et du front son jaune
terreux. Ces accès de fièvre périodique et quotidienne
finissent par être combattus avec succès et céder aux pré-
parations diverses de quinquina. Le sulfate de quinine n'a
pas été heureux, nous avons été forcés d'employer le quinquina en nature, en décoction, en poudre. Une seule fois,
après s'être dissipée 8 à 10 jours, la fièvre a reparu en
s'annonçant cette fois par de la rougeur sur la face, d'un
seul côté et toujours du côté gauche. Des escarrhes gangré-
neux en suppuration sur le sacrum et les grands trochanters,
une infiltration générale, mettent aujourd'hui en question
la vie de ce malheureux, que nous avions jusques-là
presque miraculeusement arraché à tous les genres de
dangers.

Nous comptons plusieurs guérisons complètes, et nombre
d'autres qui ne sont que de longues convalescences, tra-
versées chaque jour par des insomnies, des bruissemens
d'oreilles, des bourdonnemens, des battemens de cœur,
par une faiblesse indéfinissable; leurs jambes se gonflent,
s'empâtent tous les soirs, le ventre se boursouffle, la poitrine étouffe, c'est du froid, c'est du malaise dont ne sont

pas même exempts ceux qui, en voie d'avoir le Choléra,
ont su faire halte à propos, en appelant à temps la médecine à leur secours. Plusieurs ont encore des crampes
dans les membres, des contractures dans les doigts de la
main; tous conservent une faiblesse morale notable, une
pusillanimité sans exemple : ils sont inquiets de leur avenir,
chancelans, trébuchans, alors que pendant l'explosion du
Choléra ils étaient calmes, presque sans pensées. A peine
en avons-nous vu un ou deux se plaindre et craindre la
mort, de ceux qui étaient froids; il régnait alors dans nos
salles de cholériques un silence morne, plus affreux que
les cris qu'arrache la douleur.

Nous avons eu plusieurs rechûtes, dues tantôt à des in-
digestions, tantôt à du froid ressenti ou de la pluie reçue,
à toutes sortes d'imprudences; d'autres fois aux lavemens
nécessités pour vaincre une constipation trop opiniâtre;
quelque fois il nous a fallu accuser les changemens sur-
venus dans l'atmosphère.

L'un de ces cas est un homme qui, surpris par les premiers symptômes du Choléra au milieu de l'ivresse, le
8 Avril, et apporté de suite à l'Hôtel-Dieu, sortit guéri
3 jours après, et nous revint le 18 dans la cyanose la
plus marquée; il fut encore saigné, et parvint de nouveau
à se sauver, mais pas aussi vite que la première fois.

Le second est un militaire gracié, qui, frappé de Choléra à Louvres, sortit trop tôt de l'hôpital, reçut la pluie
en route, et nous arriva avec une teinte ardoisée de la face,
des vomissemens et du dévoiement, les yeux creux, bor-
dés de noir, et de plus une sécrétion bronchique, qui,
toutes les deux heures changeait d'aspect, de consistance;

de quantité, et menaçait à chaque instant d'étouffer le patient; et puis, voilà que tout-à-coup le bras gauche prend une roideur tétanique, reste immobile, étendu, sans qu'il puisse être ou fléchi ou élevé, les doigts contractés sans qu'on puisse ouvrir la main. Le cerveau était demeuré entièrement libre, aucune paralysie de la face ou de la jambe; rien : le phénomène morbide était borné au bras. Soupçonnant une compression, tout au moins une irritation de la moelle épinière, nous fîmes appliquer un vésicatoire tout du long de l'épine dorsale, et dès le lendemain les doigts se mouvaient à volonté, puis bientôt la roideur du coude fut rompue, ainsi que l'immobilité du bras. Trois jours après, le malade avait recouvré totalement l'usage de son membre. Il y ressentait encore quelques fourmillemens, même de l'engourdissement; le tout a disparu aujourd'hui, jusqu'à cette énorme sécrétion muqueuse, qui est à-peu-près tarie dans sa source.

Nous comptons peu d'affections catarrhales, 3 seulement comme complication du Choléra : toutes les trois apperçues un instant pendant le froid, ont pris un caractère plus positif dans la réaction. Il en a été de même de l'injection de la sclérotique : à peine l'avons-nous vue pendant le premier mois de l'épidémie; plus tard, chez quelques sujets les yeux se sont rougis pendant le froid, tandis qu'à la réaction les bords des paupières se sont couverts de matières purulentes.

Pendant que nous rapportons quelques particularités du Choléra, citons cet homme hémiplégique, qui n'a été atteint du Choléra que sur un seul côté du corps. Un seul œil s'est creusé et bordé de noir, une seule moitié de l'or-

biculaire des lèvres était cyanosée, une seule jambe éprouvait des crampes; tout le côté paralysé avait été préservé;
le froid était plus marqué à droite qu'à gauche : les vomissemens et le devoiement cholérique existaient. La réaction
n'a pas été folle, la joue droite, non paralysée, a seule
rougi. Pendant plusieurs jours le mieux s'est soutenu avec
des alternatives d'accès de fièvre légers, puis incontinent
cet homme est tombé dans une hébétitude morale profonde, une stupidité, une insouciance, une nullité complète; les selles étaient devenues involontaires, le froid
était général, sans être glacial; tous les autres symptômes
cholériques avaient disparu, lorsque tout-à-coup une nouvelle réaction s'annonce, rougit la joue gauche, entre-
prend pour la première fois le cerveau qui s'assoupit, l'a-
gonie arrive, et ce malheureux meurt, ayant à la peau
une chaleur plus forte qu'il ne l'avait jamais eue pendant
tout le cours de sa maladie. Deux autres individus nous
ont reproduit cette bizarrerie. Ce sont, sans doute,
des faits semblables qui auront accrédité le bruit répandu
dans le public, que les cholériques se réchauffaient après
la mort. Si on se fut contenté de dire pendant l'agonie,
ont eût été trop exact, et la crédulité n'avait rien à répéter
d'extraordinaire. Toutefois, c'est loin d'être la généralité
des cas.

A côté de ce fait, il est bon d'en signaler un dont l'un
de nous a été témoin à Jaux. Une femme se mourait dans
le Choléra algide (il la voyait pour la première fois), la
cornée était affaissée, flétrie, privée de son poli, tout-à-
coup l'agonie se déclare, et les humeurs de l'œil s'épanchent
dans la chambre antérieure, le globe oculaire se gonfle,
la cornée reprend son brillant; et l'humeur aqueuse sa luci-

dité; cette femme exhale le dernier soupir, et conserve l'œil fixe, mais transparent, presque clairvoyant. Ce phénomène se reproduit à volonté sur le cadavre, en pressant le globe dans son orbite comme pour le faire sortir, en un mot, en obligeant les humeurs de la chambre postérieure à passer dans l'antérieure. C'est ainsi, probablement, que l'agonie sait faire saillir l'œil, et lui prêter momentanément une apparence de vie qu'il n'a plus.

Mais revenons à nos rechûtes de Choléra. En général elles n'étaient pas complètes; le dévoiement et les vomissemens revenaient bien, l'œil se creusait encore, mais il était loin d'avoir ce sinistre du premier Choléra; rarement alors il nous a été possible de saigner, les sujets étaient par trop affaiblis; si le rathania et les narcotiques échouaient, nous donnions avec avantage soit l'ipékakuana, soit le sulfate de soude. Mal nous nous sommes trouvés de ces médicamens, toutes les fois que nous nous y sommes confiés au début chez des femmes appauvries par l'âge et la misère, et qui n'avaient pas une goutte de sang à perdre; ou plutôt les circonstances étaient defavorables. Si la réaction a été médiocre, si la vie a été à peine rappelée, si les sujets sont morts comme par surprise, sans agonie, il ne faut pas en accuser l'ipéka; pour le juger avec sévérité, il eût fallu le prescrire indistinctemment à tous les cholériques, sans acception d'âge, de sexe, de force; et c'est ce que nous n'avons point fait; les saignées, associées aux narcotiques, avaient constamment de trop bons effets pour qu'il nous fût permis de les sacrifier à d'aventureux essais.

L'orage, la pluie, un changement de temps notable, a souvent eu une influence manifeste sur nos cholériques.

Au 18 Avril, nous manquâmes perdre la seule cholérique, femme *Clézer*, qui nous restait du jour de l'invasion, 7 Avril; l'orage de la veille au soir, qui venait de nous emporter trois autres malades qui étaient dans la réaction cérébrale, avait rendu sensible la totalité du ventre de cette femme, dont nous nous plaisions déjà à citer la guérison. Si l'abdomen eût été balloné, élevé, vous eussiez cru à une péritonite, tant la peau était impressionnable : mais il était flasque et vacillant, nous fîmes faire des embrocations avec un liniment camphré laudanisé; le lendemain, la convalescence a été définitive, et depuis n'a été entravée par aucun accident. Dans des cas pareils, souvent un cataplasme synapisé abdominal a fait tomber le ballonnement du ventre.

Sur 33 morts à notre Hôtel-Dieu, nous avons pratiqué 31 autopsies; nous avons peu de choses essentielles et nouvelles à dire. Souvent le cadavre conservait la physionomie qu'il avait quelques heures avant la mort, surtout quand le malade était mort dans le froid, sans avoir été bleu. La cyanose, qui était si marquée dans les derniers instants de la vie, s'effaçait après la mort, à-peu-près entièrement : elle n'était persistante, tout en fléchissant quelque peu, que lorsqu'elle avait veiné le nez, noirci l'orbiculaire des lèvres, et abîmé de sang l'extrémité de la verge ; quand la sclérotique avait été injectée en rouge pendant la vie, la portion immédiatement frappée par l'air après la mort, devenait noire; la partie recouverte par les paupières restait rouge. Une seule fois nous avons vu une méningite incontestable; souvent au-dessous de la pie-mère, des épanchemens séreux à peine gélatineux, plu-

sieurs fois cette membrane avait perdu de sa transparence,
spécialement à la face inférieure des lobes cérébelleux. Il
s'est quelquefois rencontré un peu de sérosité dans les
ventricules latéraux. Le plus ordinairement tous les sinus
veineux et les veines cérébrales étaient gorgés de sang noir;
presque toujours le cerveau était plus mol qu'il ne devait
l'être; si on le coupait par tranches, des gouttelettes de sang
noir suintaient, un instant après elles rougissaient par le
contact de l'air, à la différence du sang tiré de la veine pendant la vie, qui à peine s'oxigénait sous l'influence de l'air.

La moëlle épinière était, toute proportion gardée, beaucoup plus ferme, plus résistante que le cerveau. Si une
multitude de petits vaisseaux se rendaient dans la substance
spinale, gonflés de sang, rougeâtres, parfois aussi ces
mêmes vaisseaux étaient vides et blancs, mais presque toujours il s'est trouvé une quantité notable de sérosité bai-
gnant la moelle épinière dans toute sa longueur. Dans sa
portion inférieure dorsale et lombaire, la moëlle nageait
quelquefois au milieu d'un sang poisseux, noirâtre, hui-
leux, épanché dans le canal vertébral, dans l'intérieur
des enveloppes elles-mêmes; à l'extérieur, à la même hauteur, un même sang, tout pareil, pénétrait la masse musculaire lombaire. Nous n'avons jamais pu saisir la moindre
altération pathologique autour et le long du grand sympathique, dont les plexus, les ganglions et toutes leurs
dépendances, nous ont toujours apparu dans l'état naturel.
Tout le système musculaire était amaigri, l'épiploon
flottant et libre, était toujours dégraissé, aminci. L'estomac quelquefois était dilaté, rempli de gaz, blanc, à
peine rougi sur quelques points insignifians dans le grand

cul-de-sac; encore, si l'on détachait la muqueuse, derrière, la musculaire était toute ardoisée. Deux ou trois fois
l'estomac était retréci, resserré sur lui-même, au point
qu'il avait à peine les dimensions d'un intestin ordinaire,
et alors la muqueuse faisait à l'intérieur des saillies rougeâtres, analogues à une fraise de veau. Très-rarement
nous avons aperçu de véritables gastro-entérites. Les intestins, surtout lorsque les individus étaient morts dans la
réaction cérébrale, étaient arborisés de sang veineux dans
toute leur étendue; d'autres fois la rougeur était partielle
et par anneaux, et là où séjournaient des vers lombrics,
cette rougeur était chagrinée, inégale. Dans la période de
froid, les intestins étaient le plus souvent blancs et sains;
ils contenaient parfois des matières blanchâtres, analogues
à celles du dévoiement, d'autres fois bilieuses, d'autres fois
sanguinolentes, d'un rougeâtre sale, pareilles aux selles
de l'agonie, et alors, sur différens anneaux, la muqueuse
était boursouflée, tomenteuse, infiltrée, gonflée de sang
comme une éponge, et le tout formait en dehors une bos-
selure comme une vésicule.

Les glandes de Peyer n'étaient pas toujours gonflées,
deux fois seulement nous avons vu les plaques granuleuses
de M. Serres. La vésicule biliaire était toujours, sauf
deux cas, distendue par une bile noire, épaisse, sirupeuse.
Les veines hypogastriques, les veines caves, étaient
constamment dilatées par un sang noir, que l'on retrou-
vait encore dans l'aorte abdominale. Une seule fois un
rein nous a paru doublé de volume, hypertrophié et en
suppuration; et toujours la vessie était contractée, raco-
quillée, et contenant quelques parcelles d'urine blanchâtre.

Les poumons étaient ce qu'ils devaient être, à moins que
les individus ne fussent porteurs de maladies antérieures ;
ils étaient pleins d'air, même le peu de sang qu'ils contenaient dans la portion dorsale était d'un rouge carmin.
le cœur était habituellement grossi de sang noir et de
caillots fibrineux, qui se prolongeaient, soit dans les oreil-
lettes, soit dans les gros vaisseaux.

Du reste, il est peu de cadavres où nous n'ayons retrouvé
les traces d'une maladie préexistante au Choléra, et presque toujours organique. Chez l'un, c'était un caillot de
sang, avec ramollissement autour, dans l'un des hémis-
phères du cerveau ; chez l'autre, c'était une induration
grise du poumon ; chez un autre, c'était une hypertrophie
ou atrophie du cœur, ou une péricardite avec des adhé-
rences ; des pleuresies de toute date ; diverses altérations
hépatiques ; une femme portait un énorme calcul biliaire ;
une autre avait un squirrhe dans les parois de la matrice.
Un enfant de 12 ans avait tous les ganglions mésentériques
engorgés, et gros comme de petits œufs de pigeon ; l'année
précédente nous l'avions traité longuement d'une fièvre
quarte interminable. Nous avons aussi rencontré quelques
gastro-entérites, mais toujours plus anciennes que le Choléra. La membrane intestinale veinée d'un rouge plus ou
moins noirâtre, nous a paru en général conserver son épaisseur ordinaire, et n'être le siége d'aucune inflammation.
Encore quelques ouvertures de plus, et nous eussions passé
en revue toute l'anatomie pathologique.

Nous avons regardé chacune de ces maladies organiques
comme accessoires au Choléra, et n'étant pas le Choléra ;
que ce dernier, avec son caractère propre, peu connu

encore, s'était indistinctement jetté, au début de l'épidémie, sur les organisations vicieuses, qu'il s'était greffé
à toutes les maladies, qu'il n'en épargnait aucune, pourvu
qu'elle fût grave et chronique, et mal défendue par les
secours de la médecine ou de l'hygiène.

Qu'est-ce donc que le Choléra! Quelques réflexions
sur sa marche, telle que nous l'avons observée. Lorsqu'il
est tout d'abord contrarié, arrêté, il vous donne une fièvre
intermittente, qui se juge favorablement parfois avec des
sueurs excessives. Plus tard, dans la période de froid, les
sueurs tuent, et ne peuvent jamais devenir critiques, pas
plus que les matières abondantes du dévoiement ou du
vomissement. Toutes ces sécrétions abondantes usent le
pouls, le font disparaître, et ont beau blanchir la membrane intestinale, pour nous servir d'une expression de
M. Broussais, le malade au lieu de guérir, meurt. Le retour des urines et la réapparition de la bile dans le dévoiement, sont loin d'avoir toujours été d'un bon augure.
Combien de fois, après ces améliorations d'un instant, le
cerveau ne s'est-il pas pris? Que deviennent maintenant les
idées théoriques de ceux qui ont voulu sauver par les sueurs?
Toutes les fois qu'ils les ont obtenues comme réaction
avec des bains chauds, ou par tout autre moyen, ils n'ont
su en modérer l'excessive abondance, et leurs malades
épuisés succombaient. Pour nous, nous avons constamment recherché une réaction sèche et chaude; si elle nous
dépassait, nous préférions la diriger avec des saignées,
dont il nous était loisible de déterminer la quantité, et avec
la glace, dont la durée d'application pouvait être précisée.
Pour que le Choléra guérisse sûrement, il faut être appelé

de bonne heure, et on l'arrête à son début; s'il a éclaté,
il n'y a point de crise à attendre par les sueurs : il faut
qu'il se développe, parcoure toutes ses phases et marche
jusqu'au bout, et encore il dégénère en fièvre intermittente. C'est du moins le terme où nous sommes toujours
parvenus; même lorsque la réaction a été modérée, toujours quelques accès faibles se sont répétés pour s'éteindre
aisément. Mais toutes les fois que la réaction a compromis
le cerveau, et que nous avons su sortir de ce mauvais pas,
nous avons obtenu une fièvre intermittente bien tranchée,
bien caractérisée, résistant au sulfate de quinine, et ne
cédant qu'au quinquina en nature, donné soit par en haut
soit par en bas.

Au reste, que l'on pèse sérieusement ce froid glacial du
Choléra, cette chaleur qui lui succède, ce temps de repos
qui, un instant vous donne une sécurité trompeuse, et
cette rougeur plus cramoisie que jamais, qui jaillit vers la
tête. Partout l'on retrouve les inégalités si diverses et
si opposées d'un accès de fièvre, qui toujours se dessine
franchement du moment où le Choléra disparaît. Il reste
là comme base primitive, comme caractère essentiel de
cette cruelle maladie, encore si peu dévoilée dans sa
marche incompréhensible; maladie qui part tantôt du
sommet de la tête, tantôt du dernier intestin, frappe ces
deux extrémités à la fois, et s'avance toujours, soit en
montant soit en descendant, vers le centre épigastrique;
chemin faisant, s'adresse à tous les organes, suspend, en-
raye sur son passage toutes les fonctions qu'elle rencontre,
et traîne après elle un froid qui va toujours croissant jusqu'à être glacial : le Choléra touche la mort et s'y arrête.

Souvent aussi il se rejette arrière, et de ce même centre épigastrique, il repart de tous côtés, donner la vie et le jeu à tous ces organes, démis momentanément de leurs fonctions, et cela, dans l'ordre et en sens inverse de sa première marche; il porte une chaleur toujours de plus en plus forte, jusqu'à ce qu'enfin, arrivé en haut, il dépasse les étourdissemens, gagne et compromet le cerveau, qui, dans l'autre période, a été à-peu-près hors de cause. Ces pas rétrogrades d'expansions en regard de ce trajet de concentration, méritent bien de fixer l'attention.

On découvre bien tout d'abord des symptômes en apparence inflammatoires; mais quelle est la fièvre intermittente qui souvent ne demande à être débarassée, par la saignée, de ces phénomènes accessoires? Et si par fois il existe au palper de la douleur abdominale, qui peut affirmer que c'est toujours l'estomac ou l'intestin qui souffre? Derrière l'estomac siége le plexus solaire et ses annexes. Les parois abdominales d'un cholérique sont-elles tendues comme elles le sont dans une inflammation, vous repoussent-elles la main, comme quand l'intestin est enflammé? Souvent même la pression continue soulage le malade, absolument comme dans la colique métallique. Est-il permis de crier inflammation parce qu'il y a douleur? et le défaut de sympathie entre la température de la peau et votre prétendue inflammation, vous n'en tenez pas compte; et ces gaz mobiles que l'on sent rouler dans le ventre des femmes hystériques, ou des hommes hypocondriaques; et cet amincissement des tissus, arrivé en quelques heures, dénotent-ils une inflammation que l'autopsie découvre si rarement? Reportons-nous à ce qui a été dit : et les rou-

geurs intestinales ne sont pas plus une inflammation que
la couleur foncée de la peau; la même puisssance de réaction a donné lieu aux mêmes phénomènes pour tous les
capillaires.

Le Choléra, en définitive, n'est pas plus une inflammation gastro-intestinale, qu'il n'est une apoplexie, un ané-
vrysme, une hépatite, un squirrhe de la matrice, etc.,
parce qu'avant tout, pour être reçu à la déclarer cause
spéciale du Choléra, il faut qu'une altération pathologique
soit constante et toujours identique.

A tort, selon nous, on a prononcé le mot asphyxie;
entre le Choléra et l'asphyxie, il n'y a de commun que le
sang noir, que l'on retrouve partout; du reste aucun rap-
prochement supportable à faire. L'asphyxie, en gênant
la circulation capillaire, gonfle et tuméfie outre mesure
tous les tissus. Le Choléra stupéfie les vaisseaux de quel-
qu'ordre qu'ils soient, et dessèche tous les organes, qu'il
rapetisse à l'excès : ceux-ci disparaissent presque, il faut
aller deviner l'œil au fond de l'orbite, la peau du visage
est collée sur les pommettes, l'orbiculaire des lèvres sur
les arcades dentaires, la fosse zygomatique se creuse : à
l'intérieur, l'épiploon a perdu toute la graisse dont il était
surchargé, etc. Est-ce ainsi que se comporte l'asphyxie?
le Choléra est toute autre chose.

Qu'est-ce que c'est? Est-ce une maladie du sang? Est-ce
une névrose? Assurément on peut faire toutes les con-
jectures, et chacun doit être admis à donner les siennes.

Pour nous, bien qu'aucune observation nécroscopique,
ne nous y autorise, peut-être notre scalpel et nos yeux

nous ont-ils mal servi, nous croyons à une affection du grand sympathique, parce que lui seul, avec son centre spécial (plexus solaire) et ses nombreuses irradiations, qu'il jette dans les divers organes et appareils d'organes, pour y saisir leurs fonctions et en déterminer la mesure, lui seul peut nous expliquer le trouble progressif et général qui éclate si rapidement sur tous les points essentiels à la vie.

Et à ce sujet, disons à l'avance que le grand sympathique doit être envisagé tout autrement qu'il ne l'a été; que les anatomistes ont faussé les idées, en le décrivant à la façon des nerfs cérébraux : ils le prennent tous à l'origine du crâne, et ne l'abandonnent qu'au coccix. Les physiologistes ne l'ont pas mieux saisi : ils ont trop isolé du système nerveux général ses ganglions, dont ils ont fait de petits cerveaux particuliers. L'étude attentive du Choléra semble nous apprendre qu'on eût mieux fait l'histoire du grand sympathique, en partant du plexus solaire, pour suivre en tous sens ses ramifications.

Ultérieurement nous entreprendrons un travail spécial sur ce nerf, qui joue un rôle si important dans l'économie. Il est si admirablement divisé en deux cordons; l'un tout le long du col et des côtes, communiquant avec les nerfs spinaux, et l'autre appuyé sur le rachis, sur la partie centrale, presque isolé, n'ayant de relation avec les nerfs cérébraux qu'au moyen du pneumo-gastrique, qui, si l'on pésait bien ses fonctions, appartient réellement à la vie organique. L'un donnant aux crampes un cri de douleur si vif; l'autre se doutant si peu du trouble désorganisateur et profond qui sape, à son insçu, les fonctions organiques,

sources de la vie. Inévitablement, nous nous rapprochons
de l'opinion émise par M. Delpelch, de Montpellier, de
M. Barbier, d'Amiens, et autres; de nous-mêmes, qui,
depuis fort long-temps, bien avant le voyage de Sunderland, en émettions la pensée; de la science, en un mot,
où nous avons trouvé cette opinion toute faite, et comme
en dépôt, il y a plus de douze ans. Dans la crainte que
ces vues toutes spéculatives ne nous conduisent à des erreurs
pratiques, nous nous arrêtons là, et nous refusons de
développer des rêves peut-être, regrettant sincèrement,
en véritables amis des sciences et de l'humanité, que le
siége précis du Choléra nous échappe. Tant que nous
l'ignorerons, nous serons réduits à faire la médecine du
symptôme, à désemplir les vaisseaux au moment du premier engouement, à chasser le froid de tous côtés, et à
modérer la réaction si la chaleur dépasse les bornes du
convenable.

Si au grand sympathique était réellement attaché
le Choléra, peut-être parviendrait-on à toucher di-
rectement ce nerf, soit avec l'électricité, l'acupuncture,
ou tout autre moyen; ou bien on découvrirait un spéci-
fique, comme le quinquina ou le mercure contre la pé-
riodicité et la syphilis. Enfin jaillirait une méthode plus
satisfaisante pour la raison, et plus consolante pour l'humanité, que celle à laquelle la plupart des Médecins paraissent
aujourd'hui s'être arrêtés; qui rendrait compte parfait des
grands phénomènes du Choléra, tels que la cyanose, le
défaut d'artérialisation, la suspension du cœur, le froid
glacial, l'aphonie, etc.; une méthode, en un mot, qui
pût arracher un plus grand nombre de personnes aux

CHOLÉRIQUES REÇUS A L'HOTEL-DIEU
DE COMPIÈGNE,
ET CLASSÉS SUIVANT LES AGES.

	HOMMES.	MORTS.	GUÉRIS.	FEMMES.	MORTES.	GUÉRIES.
De 10 à 20 ans.	3	1	2	3	»	3
20 à 30...	3	1	2	8	2	6
30 à 40...	5	1	4	7	1	6
40 à 50...	5	2	2	10	4	6
50 à 60...	5	4	1	6	3	3
60 à 70...	5	3	2	8	3	5
70 à 80... et plus	4	3	1	3	3	»
	30	15	14	45	18	27

Il résulte de ce tableau, qu'on a sauvé, de 20 à 40 ans, les trois quarts des hommes, et les quatre cinquièmes des femmes; tandis que de 40 à 70, on n'a sauvé qu'un homme sur deux et demi, et une femme sur deux. Au-delà de 70 ans, on a tout perdu, moins un.

CHOLÉRIQUES REÇUS A L'HOTEL-DIEU DE COMPIÈGNE,

DU 7 AVRIL AU 23 MAI 1832.

	CHOLÉRIQUES reçus.		CHOLÉRA cyanosé.		CHOLÉRA algide.		CHOLÉRIQUES morts pendant la période de froid.						CHOLÉRIQUES morts pendant la période de chaud.						CHOLÉRIQUES, cyanosés ou algides, appartenant aux 2 périodes réunies.						CHOLÉRIQUES guéris.						PROPORTION des guérisons aux morts.
							Choléra cyanosé		Choléra algide		TOTAL des morts dans le froid		Choléra cyanosé		Choléra algide		TOTAL des morts dans le chaud		Choléra cyanosé		Choléra algide		TOTAL général		Choléra cyanosé		Choléra algide		TOTAL		
	H.	F.	H.	F.	H.	F.	H.	F.	H.	F.	H.	F.	H.	F.	H.	F.	H.	F.	H.	F.	H.	F.	H.	F.	H.	F.	H.	F.	H.	F.	
Du 7 au 15 Avril....	10	16	10	13	»	3	6	8	»	2	6	10	4	1	»	4	4	1	10	9	»	2	10	11	»	4	1	»	»	5	5 sur 26 ou 1 sur 5.
Du 15 au 30........	8	9	4	5	4	4	1	2	1	»	2	2	»	»	1	1	1	»	1	2	2	»	3	2	3	3	2	4	5	7	12 — 17 ou 2 — 3
Du 1er au 15 Mai.....	8	16	4	5	4	11	1	1	1	2	2	3	»	»	»	»	»	»	1	1	1	2	2	3	3	4	3	9	5	13	18 — 24 ou 3 — 4
Du 15 au 23........	4	4	1	2	3	2	»	»	»	»	»	1	»	»	1	»	»	1	»	»	2	»	2	1	1	2	3	»	4	2	6 — 8 ou 3 — 4
	30	45	19	25	11	20	8	11	2	5	10	16	4	1	1	5	2	2	12	12	3	6	15	18	7	13	8	14	14	27	75 Cholériques, 33 morts, 41 guérisons, 1 malade restant : c'est 4 1/10 guérisons sur 7 3/10.
	75		44		31		19		7		26		5		2		7		24		9		33		20		22		41		

Un seul homme sur nos 75 cholériques nous reste en danger de perdre la vie, il est entré à l'Hôtel-Dieu le 3 mai, les autres sont morts ou guéris.

30 hommes ont été reçus, d'autre part 45 femmes : ils sont dans la proportion de 2 à 3. Sur 30 hommes, 14 ont guéri, 15 sont morts ; nous en avons sauvé la moitié. Sur 45 femmes, 27 ont guéri, 18 sont mortes ; c'est 3 guérisons sur 5 Choléra. La durée de l'épidémie a été en tout de 43 jours : dans les 8 premiers jours, 21 sont morts sur 33, ou les deux tiers.

Rigoureusement parlant, sur nos 75 cholériques il faut compter 5 cas plus faibles parmi les hommes, et 6 parmi les femmes.

fureurs de cette épidémie cruellement meurtrière, ainsi qu'on peut le voir en jettant un coup-d'œil sur le tableau statistique de notre petit Hôtel-Dieu.

Dans les premiers jours de l'épidémie, nous n'avons pas été plus heureux qu'à Paris, nous avons perdu tous nos hommes cholériques; à la même époque, les femmes ont été sauvées en si petit nombre, qu'à peine ont-elles pu alléger notre douleur. Et comment guérir les premiers frappés ? le Médecin n'avait rien pu pour eux avant l'explosion du Choléra, et de plus, ils étaient tous gens valétudinaires, malades, la plupart déjà destinés à mourir dans l'année sans le secours du Choléra : plusieurs de nos vieilles femmes, déposées dans d'autres salles, un moment avant de s'éteindre, vomissaient, avaient du dévoiement, des crampes, prenaient le masque de figure propre au Choléra, et disparaissaient en même-temps que nous étions avertis de leur maladie nouvelle. Ce premier rang tombé, le second faisait meilleure résistance, il y avait plus de jeunesse, de force, de vigueur; peut-être aussi le Choléra était-il quelque peu moins violent : nous en sauvions de plus en plus.

On a beaucoup parlé de cet affaiblissement du Choléra, de sa dégénération; nous ne savons jusqu'à quel point il peut s'abâtardir de lui-même. Nous avons observé à toutes les époques de l'épidémie, au milieu comme à la fin, que ceux qui s'étaient bien ou mal fait traiter de la cholérine, et qui tombaient dans le grand Choléra, l'avaient un peu plus bénignement; tandis que ceux qui avaient méprisé nos conseils et insulté à la médecine, en bravant le Choléra par des fanfaronades inexplicables, l'attrapaient, et

nous apportaient cette figure cadavéreuse des premiers
jours : témoin un nommé *Sinau* de Royal-Lieu, qui se
refusant à une saignée jugée indispensable , fut renvoyé
de l'Hôtel-Dieu pour aller confier sa vie à un Médecin de
son choix. Le lendemain, et c'était le 14 mai, il nous fut
rapporté dans la cyanose originelle, comme pour justifier
notre malheureuse prédiction. Il avait été déposé précisé-
ment à côté d'un homme qui, la veille, était entré comme
lui pressé de près par le Choléra : tous les deux étaient
exactement dans la même position ; mais celui-ci, *Poirmeur*
de nom, plus docile que lui, s'était abandonné à notre expérience. *Sinau* vécut encore quelques heures , l'autre a
parfaitement guéri.

Nous ne nions pas cependant que le Choléra ne puisse re-
vêtir différentes formes, suivant les temps, et surtout suivant
les localités. C'est même par suite de cette conviction, que
nous nous sommes imposé le devoir de tracer ces lignes
propres à Compiègne. Au moment même où nous écrivons,
le Choléra subit une modification bien importante dans la
commune de Pierrefonds. Les yeux sont enfoncés, mais le
cercle en est bien moins noir ; il y a des crampes, mais
modérées ; du dévoiement plutôt dissentérique que cholérique ; des vomissements , et ce sont eux qui se déclarent
les premiers. La bile est verte , poracée ; les malades se
plaignent de froid , et à-peine la température de la peau
a-t-elle baissé , le pouls conserve de la force ; le ventre est
plein de gaz ; il est soulevé, grasouillet, comme il l'est dans
les fièvres intermittentes ; les urines, au lieu d'être sup-
primées, coulent sans cesse et à tout instant, elles sont
presque involontaires. Ce dernier caractère est bien remarquable.

Depuis le 23 Mai, nous n'avions pas eu un seul cholérique à Compiègne, lorsque le 2 Juin, il nous est arrrivé
un jeune enfant marinier, qui nous a reproduit exactement
le Choléra de Pierrefonds. Le temps venait de changer; de
sec et chaud il était devenu froid et humide, et une influence cholérique nouvelle, mais moins fâcheuse, s'est
annoncée par une foule de dévoiemens et surtout de dys-
senteries; les éblouissemens sont plus rares. Cette influence tardive atteint les gens aisés, qui ont été épargnés,
ici comme ailleurs, et même plus qu'ailleurs, par le Choléra primitif. Un nouveau cas de Choléra mitigé vient d'é-
clater et d'affliger la classe ouvrière, qui, dans les 102
morts, fournit le chiffre énorme de 99.

Si cette portion du peuple a été presque exclusivement
sacrifiée, il faut sans doute l'attribuer à sa misère, à ses
habitudes de désordre, et mieux encore, à son insouciance,
à son ignorance, et à la répugnance qu'elle éprouve à
venir dans les établissemens publics, où des secours
prompts et efficaces leur sont prodigués. Si le raisonne-
ment ne peut pas les convaincre de cette vérité, qu'il y
a pour eux avantage à quitter leurs habitations malpropres,
et à venir dans les hôpitaux bien tenus, qu'ils jettent les
yeux sur le tableau ci-dessus, qu'ils lisent le chiffre pro-
portionnel des guérisons aux morts, 4 sur 7; eh bien, en
ville, chez eux, le même traitement en a à-peine sauvé
un sur six. Que chaque médecin consciencieux vienne
déposer ses calculs comme nous en donnons l'exemple;
que, sévère sur le mot Choléra, il ne le prodigue pas à
toutes les incommodités qui ont réclamé des conseils pendant le cours de l'épidémie : que chacun compte ses revers.

Tout, malheureusement, concourt à éloigner des Hôtels-Dieu, ceux qui leur appartiennent de droit, la charité publique, les quêtes, les bureaux de secours à domicile. Le pauvre se fait aisément à l'aumône qui l'aide à vivre dans l'indigence, sans jamais pouvoir l'en faire sortir; Il se fie à un secours qu'on ne lui refuse jamais, et méprise les établissemens publics, qui imposent toujours des bornes à sa liberté de mal faire. Confondez et réunissez toutes ces richesses partielles, qui sont si aveuglément distribuées; créez de vastes hôpitaux, et donnez à eux seuls le droit de soulager et guérir malgré eux les malheureux, que vos aumônes démoralisent et pervertissent.

Si le pauvre veut être traité chez lui, qu'il travaille, qu'il économise, qu'il ait chez lui toutes les ressources que lui offrent les hôpitaux; qu'il ait le linge, les médicamens nécessaires, la propreté convenable, qu'il ait des habitations aérées, spacieuses, où les maladies ne puissent pas devenir des épidémies. Il n'aura alors plus rien à craindre de l'infection ou de la contagion. (*)

On s'est beaucoup occupé de contagion : les leçons de M. Broussais ont eu du retentissement jusques dans nos

---

(*) Pour arriver à donner au peuple cette aisance si favorable à la santé, il faut contrarier ses habitudes de désordre, et l'obliger à penser qu'il y a un lendemain, le forcer à prélever sur ses faibles gains, la centième partie de ce qu'il sacrifie à sa brutale passion du vin; instituer, en un mot, pour chaque profession, chaque état, des caisses de prévoyance, semblables à celles d'Edimbourg, de Londres, de Paris, qui puissent le soulager dans ses revers, et que ce ne soit pas la bienfaisance publique qui vienne seule à son secours; charité qui le dégrade et l'avilit à ses propres yeux, et lui ôte son indépendance, sa fierté, son courage.

campagnes, et nous avons été à portée d'en déplorer les
effets désastreux. Le paysan a cru à la contagion, et s'est
refusé à secourir les siens; cette lâcheté superstitieuse n'a
pas peu contribué à multiplier les pertes éprouvées dans
les campagnes. Pour nous, nous ne déciderons pas cette
grande question; nous nous bornerons à rapporter des
faits : déjà nous en avons signalé quelques-uns, nous y
ajouterons les suivans.

Notre Hôtel-Dieu est desservi par 10 Sœurs de Charité,
et 4 Infirmiers ou Infirmières. La Sœur qui donnait des
soins aux femmes cholériques a été prise le 17 Avril du
Choléra le plus caractérisé; âgée de 27 ans, elle a guéri,
et est revenue à son poste de dévouement. Une autre, atta-
chée à la salle des hommes cholériques, a pris seulement
le dévoiement cholérique; elle n'a fait que fléchir. Deux
femmes infirmières ont été frappées et sont guéries. Dans
les salles destinées aux autres maladies, 3 femmes et un
homme sont morts avec le Choléra, sans avoir eu aucune
communication avec les cholériques. Du reste la plupart
des personnes qui habitent ou fréquentent la maison, ont
ressenti l'influence cholérique à des degrés divers. Il a
fallu saigner M. *Devivier*, l'un de nous; il éprouvait des
étourdissemens et des éblouissemens.

La ville de Compiègne possède un autre hôpital destiné
aux vieillards infirmes, aux orphelins et enfans trouvés.
Cette maison renferme environ 400 personnes; pas une
seule n'a été atteinte de choléra. Les prisons de Compiègne
qui laissent tant à désirer sous le rapport de la salubrité,
n'ont pas donné un seul choléra. Nous n'avons pas entendu dire qu'il y en ait eu dans les maisons d'éducation.

Nous terminerons par une dernière remarque : sur 45 femmes, nous comptons un cinquième de femmes enceintes ou nourrices; l'une d'elles a succombé à 6 mois 1/2 de gestation : son enfant était mort depuis plus de deux jours ; l'épiderme s'enlevait. Une autre femme a avorté d'un enfant de 7 mois, qui a vécu un instant : ni l'un ni l'autre de ces enfans ne nous a offert les caractères du Choléra. La mère du dernier s'en est tirée, bien que les lochies se soient refusé à couler, et que, ce qui se voit souvent, il se soit formé un énorme abcès par métastase dans le gros de la fesse, où il s'était comme déposé tout-à-coup plusieurs jours après l'avortement, sans avoir prévenu de son apparition par des douleurs, du gonflement, etc., abcès purulent, sereux le lendemain, il s'est guéri vite et facilement. Une femme nourrice n'a pas discontinué de donner le sein à son enfant; la mère s'est rétablie, et l'enfant a à-peine pâti. Une autre avait cessé de nourrir, et n'a repris son enfant que huit jours après ; l'enfant mal sustenté dans l'intervalle, avait pris le dévoiement, il mourut subitement le lendemain, et la mère est aujourd'hui bien portante. Un autre exemple nous offre la mère morte du choléra, et l'enfant qui n'a pas quitté le sein, vit encore. Enfin, une femme grosse, dont nous avons cru longtemps l'enfant mort, n'a point avorté. Ses seins flasques et tombans ont repris de la fermeté; son ventre mol et flétri pendant la durée du Choléra, a repris sa rondeur primitive pendant la convalescence, et nous avons retrouvé les mouvemens et les battemens du cœur de l'enfant, que nous avions perdus depuis plusieurs jours. La grossesse est en quelque sorte une maladie qui prédispose au Choléra. L'un de nous a vu une fille chlorotique avoir le Choléra : elle a été saignée, les règles ont paru, et elle a guéri.

. Telles sont les observations les plus saillantes que nous a offertes le Choléra de Compiègne. Nous prions qu'on ne s'arrête pas aux idées théoriques que nous avons hasardées un instant, ne pouvant les considérer nous-mêmes comme l'expression de la vérité : nous leur accordons tout au plus la probabilité ; aussi nous nous sommes abstenus de leur prêter tout le développement qu'elles comportaient : qu'on les pèse ce que nous les pesons. Nous nous sommes spécialement attachés à rapporter des faits, nous y avons mis bonne foi et exactitude, et tels qu'ils sont, dépourvus de toute explication, nous nous estimerons encore trop heureux d'en être les historiens, s'ils peuvent offrir quelque intérêt. Ce travail n'est pas une monographie complète du *Choléra;* c'est ce que nous avons vu à notre Hôtel-Dieu et consigné sur nos notes, que nous reproduisons ici.

———

P. S. A partir du 23 Mai dernier, 18 ou 20 jours se sont écoulés sans que nous aperçussions un seul cholérique tranché dans Compiègne. Puis tout-à-coup, l'épidémie, que l'on croyait mourante, a essayé de reparaître. Au même instant, en courant tout le long de la rivière d'Oise, elle reprenait à Pont-Ste-Maxence, qui, comme Compiègne, a subi toutes les variations cholériques de Paris. Cette recrudescence, à part le nombre, est loin d'être bénigne, le Choléra est rapide, foudroyant comme aux premiers jours. Le Médecin arrive toujours trop tard. Après s'être beaucoup effrayé, le peuple est retombé dans son insouciance habituelle; il ne songeait déjà plus au Choléra, il faut croire que les derniers accidens vont de nouveau éveiller sa solli-

citude, et le faire sortir de cette sécurité si trompeuse.
Qu'il s'adresse à la médecine, sitôt qu'il sent sa santé al-
térée, et la médecine saura lutter avec avantage contre
ce fléau, et les morts seront plus clair-semées. Quatre
nouveaux malades ont été reçus à l'Hôtel-Dieu, un seul
s'est sauvé, et les trois autres ont à peine posé quelques
heures à l'hôpital, ils ont disparu dans le froid. Ils appar-
tenaient à la classe ouvrière, employée aux travaux hydrau-
liques de Venette. En ville, il s'en déclare tous les jours
un ou deux cas : mêmes revers.

Le Choléra s'est également jetté dans les bateaux flamands
jusqu'alors épargnés : les mariniers qui les habitent, vivent
eux et leur famille entière dans des chambres qui ont à
peine 6 pieds carrés. La vapeur du charbon de terre qu'ils
brûlent constamment, n'a point su les préserver du Choléra, qui, en général, se moque de tous nos moyens préservatifs. On sait qu'à Chauny il a pénétré dans les fabri-
ques de chlorure de soude et de chaux, et qu'il a exercé
là plus qu'ailleurs de cruels ravages. Saint-Quentin toutefois croit devoir son salut aux terres sulfureuses qu'elle a
fait brûler autour de ses murs. C'est à grand'peine que le
Choléra a pu traverser les vapeurs épaisses dont elle était
enveloppée : elle compte tout au plus 20 cholériques.
Senlis a pris toutes les précautions possibles, et a été abîmé. Compiègne n'en a pris aucune, et a été fort ménagé.

Depuis 15 jours, Pierrefonds fait des pertes énormes.
Au début, le Choléra s'y était annoncé d'une manière insi-
dieuse, bientôt il a pris son essor, et aujourd'hui il décime la population.

28 Juin 1832.